Ie 66
110

RAPPORT

ADRESSÉ

A M. LE PRÉFET DU PUY-DE-DOME

ET AU CONSEIL-GÉNÉRAL

SUR

L'ASILE D'ALIÉNÉS SAINTE-MARIE

Par le Dr HOSPITAL

MÉDECIN EN CHEF DE CET ASILE ET MÉDECIN EN CHEF DE L'HOPITAL GÉNÉRAL,
MÉDECIN DE LA MAISON D'ARRÊT, DIRECTEUR DU SERVICE DE VACCINE DU
DÉPARTEMENT, MEMBRE DE L'ASSOCIATION GÉNÉRALE DE PRÉVOYANCE ET
DE SECOURS MUTUELS DES MÉDECINS DE FRANCE, MEMBRE CORRESPONDANT
DE LA SOCIÉTÉ MÉDICO-PSYCHOLOGIQUE DE L'EMPIRE.

CLERMONT-FERRAND

FERDINAND THIBAUD IMPRIMEUR-LIBRAIRE

Rue Saint-Genès, 8-10

1868.

RAPPORT

ADRESSÉ

A M. LE PRÉFET DU PUY-DE-DOME

SUR

L'ASILE D'ALIÉNÉS SAINTE-MARIE

Par le Dr HOSPITAL

Médecin en chef

POUR ÊTRE PRÉSENTÉ AU CONSEIL GÉNÉRAL

Session de 1868.

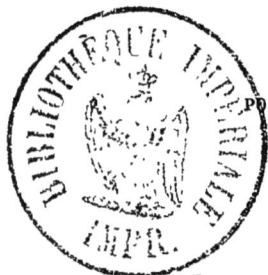

MONSIEUR LE PRÉFET,

Dans mon rapport de l'année dernière, j'eus l'honneur de vous faire connaître que l'établissement Sainte-Marie, en ce qui concerne les bâtiments et les préaux, était, à peu de chose près complet. Les constructions ont été terminées pendant l'année 1866. Toutes les divisions exigées par la loi de 1838 sont parfaitement établies. Les cours sont plantées et déjà les arbres commencent à donner de l'ombrage. Il y aura encore à faire quelques petites réparations qui n'apporteront aucun trouble à la jouissance de l'ensemble, et dont la nécessité ne s'observe qu'avec le temps. Il est impossible que, dans des constructions nombreuses, enchaînées les unes aux autres par leur emploi, il ne se rencontre quelques imperfections qui n'auraient pas même été évitées quand tout le travail se serait fait sur un plan d'ensemble.

C'est ainsi que la disposition de nos salles de bains se trouve défectueuse et rend le service plus difficile. Il y aura des changements à faire que j'ai signalés à M. le Directeur qui a compris la nécessité de s'en occuper dans le courant de l'hiver. Ainsi : les tuyaux des baignoires s'ajustent à un tuyau unique, plus gros, il est vrai, mais insuffisant, ne portant pas de réservoir principal. Il en résulte un débit d'eau qui ne peut se faire que dans une ou deux baignoires à la fois, ce qui demande beaucoup de temps pour les garnir toutes. Il se donne, malgré cet inconvénient, un grand nombre de bains, mais il faut une partie de la journée pour ce service. Il sera remédié à cet inconvénient par un grand réservoir, établi à peu de distance de la salle des bains, qui sera garni pendant la nuit et qui, se vidant au moyen d'une grosse artère principale, pourra alimenter, au même moment, toutes les ramifications qui y seront soudées et se rendront dans les baignoires. Avec cette nouvelle disposition, le service sera plus facile, les séances de bains moins longues, ce qui permettra d'en donner un plus grand nombre. Le bassin d'eau chaude sera aussi agrandi suivant le besoin qui se fera sentir.

Quelques sacrifices que fassent les administrations des asiles d'aliénés pour améliorer l'existence des malades qui y sont renfermés, ces asiles ne trouvent pas de sympathies dans le monde. En général on ne tient aucun compte de leur nécessité. On ne craint pas de les appeler des prisons d'un nouveau genre, déguisées sous le nom de charité, et de dire qu'il n'y a de différence que dans le mode de recrutement. Cependant, Monsieur le Préfet, un établissement consacré au traitement des maladies mentales n'est pas seulement une maison de séquestration ouverte à l'infortune, c'est une maison de repos où un malade d'esprit vient chercher un traitement comme les autres malades vont aux diverses stations d'eaux thermales. C'est précisément dans l'isolement de la famille, dans la restriction de la liberté individuelle que se trouve le grand modificateur, le puissant auxiliaire de la thérapeutique, l'agent curatif du premier ordre qui change le milieu où vivent les malades et dont l'influence est si grande qu'il arrive souvent qu'après quelques mois de séjour dans un établissement, beaucoup de malades qui avaient été dangereux, peuvent rentrer dans la vie commune et y reprendre leurs habitudes sans danger pour personne. Combien de malades, après un séjour plus ou moins long dans un asile, sont sortis guéris, se sont remis aux affaires, ont vécu dans la famille sans rechûte, et dont l'état se serait certainement aggravé et peut-être serait devenu incurable s'ils étaient restés chez eux.

Le calme de la retraite, l'éloignement des causes

qui ont pu influencer les fonctions cérébrales, de
ces causes qui se trouvent dans la famille, dans
l'entourage, dans les passions, dans le milieu so-
cial où vivent les malades sont des conditions des
plus favorables pour ramener le rythme normal
chez un cerveau ébranlé qui a besoin de repos.
C'est dans l'isolement que se tempère l'activité
anormale du malade, que se calme l'état phrénal-
gique. Et si la périodicité des accès ne disparaît
entièrement, les paroxismes sont plus éloignés et
ordinairement moins forts. Les malades com-
prennent souvent les avantages de l'isolement où
ils trouvent la tranquillité d'esprit qu'ils avaient
perdue depuis longtemps ; aussi, en voit-on très-
peu regarder la mesure prise contre eux comme
une injustice. Bien souvent des rechûtes se pro-
duisent chez des malades devenus parfaitement
tranquilles, parce que leur séjour dans un établissement a cessé trop vite et qu'on n'a pas donné
assez de temps au cerveau pour reprendre ses conditions physiologiques, et détruire cette direction
vicieuse de son fonctionnement. La plupart seraient sans crainte de nouvel accès, si leur séjour
s'était prolongé, quelquefois, seulement de quelques mois de plus.

Il n'y a que les médecins aliénistes qui puissent
bien comprendre la nécessité de la séquestration,
car on criera toujours à l'injustice lorsqu'on verra
renfermer un individu qui paraît raisonner juste,
avec lequel on a des rapports ordinaires de la vie

et qui n'a jamais laissé apercevoir un point lésé de son cerveau. On blâme la loi qui autorise de tels abus et le gouvernement qui les supporte : l'ignorance où l'on est sur cette matière fera que beaucoup de journaux, comme la *Gazette de France* du 29 juin dernier, répéteront que les plus fous, dans les maisons d'aliénés, sont les médecins ; sans tenir compte des dangers auxquels ils sont exposés tous les jours ; de l'ingratitude, de la haine que certains malades conçoivent contre eux ; des attaques de toute nature qui viennent les atteindre ; des plaintes fausses qui sont faites aux familles : mensonge, calomnie, mots blessants, injurieux, dénonciations à l'autorité, tentatives d'homicide adroitement menées, voilà le programme que les fous raisonnants mettent à la disposition des médecins. Et les journaux, pour embellir leur photographie morale, ne cessent de les regarder comme des fanatiques dont le cerveau est vicié par la nature de leur étude, qui voient des fous partout, et qui auraient besoin eux-mêmes d'être confiés à l'hydrothérapie. Quelque fausses que soient les attaques dirigées contre les médecins aliénistes, quoique en termes qui ne sont pas de nature à donner beaucoup de confiance dans la sincérité de leurs auteurs, elles jettent sur eux une prévention d'où naît la défiance avec réduction de considération, et il en résulte, comme conséquence, qu'on finit par regarder ces mêmes médecins comme des savants

du second ordre. Nous sommes convaincus que
les membres des Conseils Généraux, tous ins-
truits et intelligents, ne prendront pas à la lettre
tout ce que débitent contre nous plusieurs journaux mal intentionnés et qu'ils ne nous lanceront
pas un anathème décourageant, puisque les Cham-
bres des Sénateurs et des Députés ont déjà fait
justice de toutes ces fausses accusations; mais il
n'en sera pas de même du public et peut-être su-
birons-nous les conséquences de l'adage de Beau-
marchais dans le *Barbier de Séville* : Calomniez,
calomniez, il en restera toujours quelque chose.
Je comprends que les médecins des établissements
publics d'aliénés, assurés de l'appui du Gouvernement qui ne fait jamais défaut, je dois le dire,
aux médecins des asiles privés, n'aient rien à re-
douter dans leur intérêt matériel. Mais il n'en est
pas de même de ces derniers dont les appointe-
ments sont toujours insuffisants pour les faire
vivre s'ils n'ont pas de fortune (lacune qu'il est
à propos de signaler dans la loi de 1838), et qu'ils
sont obligés de recourir à la clientèle pour trouver un supplément indispensable pour entretenir
une famille. Quelle confiance pourront-ils inspi-
rer s'ils passent pour des médecins à jugement
faux, pouvant commettre tous les jours des er-
reurs au détriment de leurs malades. Doivent-ils
s'attendre à ce que les autres médecins, qui comme
eux, font partie d'une société confraternelle, où il
devraient trouver des défenseurs d'office, com-

battront ces impressions fâcheuses qui portent atteinte à leur existence? C'est au plus s'ils peuvent
espérer que leurs confrères haut placés, par suite
des avantages de l'enseignement, ne leur feront
pas sentir cette déchéance et si dans une expertise
médico-légale où ils peuvent être adjoints, ils leur
permettront de s'asseoir au même niveau? Pourquoi, messieurs les journalistes, nous poursuivre
sans relâche? Pourquoi ne renoncez-vous pas à
des attaques injustement dirigées? Entrez donc
dans la voie de la justice, si momentanément
vous vous êtes égarés par de fausses appréciations.
Vos poursuites ne peuvent amener, comme ré-
sultat, que la confusion dans les idées et dresser
une tribune aux calomnies et à l'injustice, au détriment de la société. Comment d'ailleurs pouvez-
vous vous ériger en juges, puisque vous êtes étran-
gers à la matière que vous traitez et que vous ne
connaissez nullement les différents désordres que
peut subir l'intelligence de l'homme? Nous ne
nous découragerons pas; nous marcherons toujours la tête haute, forts du témoignage de notre
conscience et fidèles à nos postes, comptant sur
l'appui de l'Autorité dont la bienveillance ne nous
a jamais fait défaut; nous continuerons à remplir
nos devoirs avec le même zèle et le même dévoue-
ment, convaincus que nous servons le pays, l'ordre public et la famille. Et vous qui, sans appar-
tenir au journalisme, vous montrez si acharnés
à réclamer, à toute occasion, des réformes dans

les asiles d'aliénés en ne gardant aucun égard pour les médecins de ces mêmes asiles, demandez pourquoi tant d'individus vont aux eaux thermales du Mont-Dore? Pour y chercher un timbre de voix qu'ils ont perdu, ou pour se débarrasser d'une bronchite souvent chronique, ou y rétablir des poumons plus ou moins compromis. Pourquoi vont-ils à Néris, pour y tempérer l'activité de leurs nerfs qui ne peuvent plus supporter la tension qu'ils trouvent dans la famille, et enfin aux eaux sulfureuses, pour faire badigeonner par le pinceau de la nature un tissu cutané qui a perdu son lustre? C'est qu'ils ne peuvent pas trouver dans la famille les moyens de régénérer une organisation viciée dans son fonctionnement. Il en est de même des aliénés que l'on place dans les établissements. C'est là qu'ils trouvent le remède contre ces hallucinations persécutrices, contre les idées fixes qui envahissent de plus en plus le terrain de l'intelligence et qui font le tourment continuel des malheureux qui les éprouvent, et contre ces impulsions soudaines qui poussent jusqu'au crime. — Un malade renfermé dans un asile par une mesure prudente se trouve journellement en contact avec le médecin qui apprécie le côté faible de son cerveau et imprime à ses idées une direction qui devient l'antagoniste d'une impulsion maladive. — Que voulez-vous de plus? où est l'atteinte portée à la liberté individuelle? C'est une station choisie plutôt qu'une autre, puisque le remède ne peut se trouver ni dans la famille ni ailleurs. — Il faut bien accepter la privation momentanée de la liberté absolue.

. Quelle que soit la partie de la médecine qui soit étudiée, pour arriver à des appréciations cliniques du fonctionnement vital qui constitue la physiologie lorsqu'il est normal, et dont le dérangement amène les divers états pathologiques , il n'en est aucune plus digne des méditations de l'homme sérieux, du profond penseur, et qui offre plus de difficulté dans le diagnostic que celle qui s'occupe du problème si ardu des différents désordres que peut subir l'intelligence de l'homme. Ne faut-il pas, pour arriver à une appréciation bien juste, des travaux incessants , de sérieuses études et une connaissance approfondie du cœur humain, des sentiments et des passions qui se développent dans chaque classe de la société?

L'homme raisonnable et l'homme qui a déjà subi un commencement d'évolution de pathologie mentale offrent beaucoup de rapports. Comme il n'existe pas entre eux une ligne limitative qui puisse être saisie par tout le monde, tous deux, dans la vie ordinaire, paraissent jouir de la plénitude de leurs facultés; cependant il en est un des deux chez lequel le déraillement de l'esprit tient à un fil. A un moment inattendu, son cerveau, sous l'influence d'une cause déterminante, sera fortement ébranlé, et alors, sortant du domaine de la raison, il compromettra la sûreté

publique, la tranquillité de la famille, et peut-
être se rendra coupable de faits graves. L'histoire
enregistre à chaque instant des homicides qui ont
pour cause une explosion subite de l'intelligence.
— Tel fut le crime de Jobard, au théâtre des
Célestins de Lyon, en 1852, celui de Papavoine,
en 1825, d'Henriette Cormier pendant la même
année, et sur le sol fertile de la Limagne, à La-
montgie, en 1860, celui de Joseph Tixier qui
commit trois meurtres. L'étude de l'état mental
de ce prévenu me fut confiée par la Cour impé-
riale de Riom, et il passa du banc des assises dans
l'établissement de la Cellette (1).

C'est dans des cas semblables qu'une séquestration au début des errements de l'esprit sert la
Société, la famille et le malade. Et cependant,
si un médecin est consulté pour un individu qui
paraît être dans la saine raison, lorsque la famille
éprouve quelques inquiétudes pour l'avenir et
qu'il conseille, comme mesure de précaution,
une séquestration temporaire pour enrayer le
mal dès son origine, comme dans d'autres cas
il conseillera un voyage, on ne manquera pas de
dire qu'il est plus fou que le malade, et cela pa-
raîtra d'autant plus vrai pour nos adversaires
que, dans les rapports de la vie, le malade a souvent montré plus d'esprit que le médecin : on re-

---

(1) Mon rapport fut lu à la Société médico-psychologique de
France, dans la séance du 27 septembre 1861; je fus nommé la
même année Membre correspondant.

gardera ce fait comme arbitraire et digne de fixer l'attention des tribunaux.

C'est précisément dans la sage et prudente conduite du médecin que l'on trouve le blâme. On ne cesse de lui dire, comme cela m'arrive assez souvent: « Mais c'est une injustice de séquestrer M. X. qui raisonne parfaitement. — L'Autorité devrait s'opposer à une mesure aussi illégale? — Comment le Gouvernement tolère-t-il plus longtemps une loi absurde qui permet à tout membre d'une famille d'en faire enfermer un autre en produisant un certificat de médecin et une demande d'admission? — Quelle sécurité avons-nous pour nos personnes? notre liberté individuelle n'est-elle pas menacée à chaque instant? » Eh! messieurs, qui donnez à votre raisonnement toutes les apparences de la vérité, vous avez plus à vous défier de vous que de la loi de 1838. Conduisez-vous toujours d'une manière raisonnable. — Que vos actes dénotent que vous jouissez de la plénitude de votre bon sens, quand même on observerait quelques petites lacunes. Ne troublez point l'ordre public par vos extravagances, le repos de vos familles par vos excentricités et vos emportements sans motif. Jamais personne ne songera à vous faire enfermer. — Il n'y aura pas de médecin qui consente à prêter son concours contre votre liberté individuelle, malgré les moyens faciles que donne la loi de 1838, s'il n'est bien convaincu que vous en avez besoin.

J'ai dit plus haut que, chez certains individus, par suite des dispositions natives, la sanité d'esprit tenait à un lien très-fragile, mais on n'est pas fatalement condamné à la folie, et pour que le déraillement s'effectue, faut-il que le lien soit coupé. Le sécateur se trouve dans la conduite de ces mêmes individus; il leur devient donc facile de conserver l'intégrité de leurs facultés, puisque la clef de leur intelligence est entre leurs mains; ce n'est donc pas dans les dispositions héréditaires que se trouve l'éclosion de la folie; ce sont eux qui font sombrer, par défaut de prudence, une barque peu solide, il est vrai, mais qui aurait navigué sans danger si elle avait été bien conduite. A quoi devons-nous toutes ces défaillances intellectuelles qui encombrent les asiles? Pourquoi tant d'hommes, dans la force de l'âge, tombent dans la démence progressive et arrivent à cet état paralytique que nous appelons gâteux, ce qui est le dernier degré de l'abrutissement et la dernière étape de la vie? C'est qu'ils n'ont rien fait pour éviter cette déchéance morale et qu'ils ont tout fait pour la provoquer. Plus de 12 malades sur 15 arrivent à cet état de marasme intellectuel sans prédispositions héréditaires, et le nombre dans les établissements est de 15 à 20 pour $\%$ et presque tous sont d'une constitution robuste. Ils n'ont pas su se soustraire aux attraits séduisants de la vie matérielle et à l'influence des passions. Les causes qu'ils n'ont point cherché à éviter se trouvent dans l'abus déplorable des boissons alcooliques de toute nature, dont les conséquences, en dehors de l'action directe sur l'organisme, se traduisent par des abus sensuels : dans ce narcotisme entretenu du matin au soir par l'usage immodéré du tabac, dans les passions qui les tourmentent jour et nuit, etc., etc. — Oh! ambition, orgueil, jalousie, désœuvrement et amour, vous ne cesserez jamais d'alimenter nos établissements et de nous rendre nécessaires à la société ; vos perfides attraits trouveront toujours des victimes, et la mort votre rivale, vous cédant toujours le pas, ne fera sa moisson qu'après vous !

La mission du médecin aliéniste a un point de départ qui consiste à écarter toute injustice et empêcher qu'il ne se fasse des séquestrations arbitraires ; en d'autres termes, à veiller à ce qu'une personne ne soit privée de sa liberté individuelle sans qu'il y ait nécessité pour la famille et pour la sécurité publique et intérêt pour elle. Le rôle du médecin n'offre pas de difficulté quand il a à statuer sur l'état mental d'un individu pris d'un délire maniaque aigu, d'un idiot, d'un dément marchant à la paralysie générale, même d'un épileptique, mais il n'en est pas ainsi quand on a à produire le bulletin d'un monomane qui, quoique n'ayant le cerveau lésé que sur un seul point, n'en est pas le moins dangereux des malades. Il y a des fous qui ne sont fous que dans leurs actes et non dans leurs paroles ; une fois dans un éta-

blissement, le milieu dans lequel ils vivent étant
changé, leur conduite l'est de même, et il devient
assez difficile d'établir le désordre de leur intelligence ; ils ont un raisonnement juste, en rapport
avec leur genre d'éducation ; ils répondent con-
venablement à toutes les questions qu'on leur
adresse ; ils conservent même une apparence de
raison jusque dans leurs conceptions délirantes ;
ce n'est que par l'examen de leurs antécédents et
non par leur conversation et par l'observation de
quelques jours dans un établissement qu'on peut
reconnaître qu'ils sont fous. On a vu des fous dont
la folie était parfaitement caractérisée et renfermés dans des asiles, par ordre administratif
comme mesure indispensable, suivre, sans effort,
une discussion sérieuse et désarçonner par de vé-
ritables assauts d'esprit, des logiciens solides. Le
fou lucide dissimule sa folie et souvent le fait avec
une adresse que n'aurait pas à sa disposition un
avocat sérieux. J'ai dans l'établissement plusieurs
malades dont la conduite est irréprochable, le raisonnement parfait et qui seraient incapables de
vivre plusieurs semaines en liberté sans nuire à la
société et sans troubler l'ordre public. J'ai plusieurs
fois fait sortir d'office des malades qui me parais-
saient guéris et dont le séjour prolongé aurait pu
être regardé comme injuste, qui ont été de nouveau ramenés après quelque temps de liberté,
souvent par ordre de l'Autorité. Le cerveau de ces
malades ressemble à un vase garni d'eau trouble :

laissez reposer le vase et l'eau deviendra claire ; remuez-le légèrement, l'eau redeviendra trouble. C'est ce qui arrive à ces malades une fois qu'ils ont abandonné la vie tranquille qu'ils trouvent dans les asiles, en dehors des tourbillons du monde.

Le médecin n'a pas moins de difficultés à vaincre lorsque la folie est simulée, surtout lorsqu'il s'agit d'un prévenu qui doit rendre compte de sa conduite devant les tribunaux et qui a le plus grand intérêt à passer pour aliéné. On est obligé d'observer de très-près l'individu soupçonné de fraude, d'établir de fréquents rapports avec lui, de tenir note de tous ses actes, de toutes ses extravagances, de déterminer à quel genre de folie son bulletin doit s'appliquer et s'il n'y a pas incompatibilité dans les signes de folie qu'on a observés ; car la nature, jusque dans les déviations de l'esprit, est restée conséquente et a donné à chaque genre de folie des caractères particuliers qui ne s'appliquent pas à d'autres genres. Mais malgré les ressources de l'analyse et de l'observation, il est des cas où la solution du problème est difficile, quoiqu'elle ne soit jamais impossible au médecin spécialiste qui a l'habitude de l'observation ; il pourra avoir de l'hésitation, comme cela arrive dans tout pronostic ardu, mais il finit toujours par découvrir la fraude, serait-elle soutenue par un homme habile, ayant même des connaissances psychologiques. Le fou a son langage, ses allures, il n'y a que son semblable qui puisse faire comme lui et harmoniser sa conduite avec la sienne (1). Tout individu qui simule la folie a un interêt à le faire. Cette substitution de situation mentale est toujours produite en vue d'une améliortion dans l'avenir qui l'attend, ce qui fait que, lorsqu'il se doute que le médecin a découvert sa supercherie, il devient son ennemi, quelquefois dangereux, espérant, par des actes d'emportement et de violence contre lui, qu'il donnera une nouvelle preuve du dérangement de ses facultés et que, s'il ne parvient pas à convaincre le médecin, il jettera du moins du doute dans l'esprit des personnes qui l'entourent, qui regarderont un acte de brutalité comme l'expression de la folie.

Un fait semblable m'est arrivé le 6 novembre dernier. Un nommé Audibert, d'une taille au-dessus de la moyenne, d'une force herculéenne, qui m'inspirait de la défiance au point de vue de la sécurité et qui était condamné à 5 ans de détention, avait été amené, de la Maison centrale de Riom, dans l'établissement Ste-Marie. Cet individu qui cherchait une existence moins pénible dans une maison d'aliénés, ou un moyen plus facile d'évasion, simulait la folie sous forme de monomanie homicide contre l'Empereur et se livrait

(1) Le 20 juillet dernier, j'ai remis à M. le Préfet un rapport de quinzaine sur un nommé Dugnas, condamné à 5 ans de réclusion et 5 ans de surveillance; il avait voulu changer sa situation en simulant la folie idiotique et une surdité complète. Sa supercherie ne pouvait m'échapper sur les deux points, elle a été établie dans mon rapport qui a fait réintégrer Dugnas à la Maison centrale le 8 du mois d'août·

à divers emportements que je reconnaissais produits sous l'influence de sa volonté. Après deux mois d'observation, ma conviction était arrêtée sur son compte comme elle l'avait été une première fois, en 1865, quoique la forme qu'il donnait à sa folie, à cette époque, fût toute différente. Audibert n'était qu'un fou de théâtre, qui donnait à toutes ses allures une exagération qui ne s'observe pas quand la folie est réelle (1). Je ne chercherai pas, Monsieur le Préfet, par quelle indiscrétion il eut connaissance de l'intention où j'étais de le renvoyer à la Maison centrale. Je prenais toute précaution pour qu'il ne se doutât de rien. Je le croyais dangereux. Je ne regardais pas comme des fanfaronades les menaces qu'il faisait contre Sa Majesté et les injures qu'il vociférait contre le Gouvernement. Le 6 novembre, jour où j'eus l'honneur de vous adresser mon rapport sur cet individu, faisant ma visite le matin, je le trouvai seul dans une chambre avec un frère ; je lui adressai quelques paroles et aussitôt il me sauta au cou, me prenant au collet et appuyant ses deux pouces sur mes jugulaires : « Tu vas crier : à bas l'Empereur, me dit-il, ou je ne lâche pas. » L'instruction qui a été faite par le parquet vous a fait connaître ma réponse. Sans le frère Augustin, qui, le saisissant par derrière, chercha à le renverser, ce qui le força de lâcher prise, il est probable que je n'aurais pas l'honneur

---

(1) Voir le rapport fait sur Audibert, à la fin de ce travail.

de vous adresser ce rapport : Audibert comprenait toute l'importance de cette hardie tentative ; une fois étranglé, je n'aurais plus été là pour soutenir ma thèse et prouver qu'il simulait la folie, et alors il est probable qu'il aurait été maintenu dans un établissement comme malade dangereux, atteint de monomanie homicide. Ses menaces nous avaient convaincus qu'il n'en voulait qu'à la vie de l'Empereur, mais pour le moment, il aurait pris la mienne, sauf plus tard, à s'évader et à poursuivre son projet régicide. Voici, Monsieur le Préfet, mon appréciation sur Audibert, que je regarde comme un homme dangereux ; il s'est évadé de l'Etablissement le 6 novembre, le même jour où j'eus à supporter son attaque et, malgré les recherches faites dans toute la France, il n'a pas encore été retrouvé (1).

Vous me permettrez, Monsieur le Préfet, de joindre à ce travail le Rapport que j'eus l'honneur de vous adresser le 6 du mois de novembre dernier, sur Audibert, qui s'évada de l'établissement le même jour ; je désire faire apprécier par les membres du Conseil général, par quelles déductions logiques, à deux reprises différentes, j'ai découvert la fourberie de cet adroit détenu de la Maison centrale.

(1) La statistique du mouvement du personnel de l'Etablissement pendant l'année 1867 comparé à 1866, a été remise à Monsieur le Préfet.

RAPPORT

FAIT A MONSIEUR LE PRÉFET

SUR

AUDIBERT

DÉTENU DE LA MAISON CENTRALE.

Je soussigné, médecin en chef de l'asile d'aliénés Ste-Marie de Clermont, certifie que le nommé
Audibert, Dominique, âgé de 31 ans, né à Clermont, département de l'Hérault, entré le 20 août
1867, comme aliéné en dépôt provisoire, fut con-
duit dans l'Etablissement pour la première fois,
le 13 juin 1865, comme aliéné dangereux. Le
certificat du médecin de la Maison centrale constatait qu'il était dans un état de délire général,
et que sa présence offrait les plus graves inconvé-
nients dans la Maison centrale, au milieu des autres détenus. J'observai attentivement ce nouveau
pensionnaire dont les allures, les extravagances,
le mutisme qu'il gardait offraient des contradic-
tions frappantes avec ce qu'on observe ordinairement. Un tel état ne s'appliquait à aucun des ef-
fets que fournissent les diverses variétés d'aliéna-
tion mentale. Souvent je le voyais seul, dans la
cour, pendant les offices divins, après m'être ca-
ché au premier, derrière une jalousie, de ma-

nière à ne pas être aperçu. Je pouvais suivre tous
ses mouvements, et jamais je n'ai pu arriver à
la conviction qu'Audibert pouvait être aliéné.
Constamment la simulation me parut évidente. J'a-
vais toujours observé en lui un fou de théâtre dont
tous les actes portaient un caractère d'exagération
qui faisait ressortir la fourberie d'un adroit fri-
pon, mais qui ne s'appliquait à aucun type
de folie. Souvent il refusait de répondre aux ques--
tions qui lui étaient adressées, faisant semblant
de ne pas avoir de mémoire, ou les réponses qu'il
faisait s'éloignaient des questions, ce qui n'arrive
pas chez les vrais aliénés, même dans un état de
délire général, lorsque la raison est complétement
bouleversée. Il ne se rappelait pas ce qu'il avait fait
pendant une existence passée dans des situations
bien différentes : s'il avait été jugé en cour d'assises ; s'il avait été condamné et pourquoi il se
trouvait dans la maison ; il ignorait quel était son
pays (ordinairement les aliénés répondent aux
questions de cette nature, sinon d'une manière
toujours très-juste, au moins sans qu'on puisse
découvrir aucune supercherie de leur part). Souvent il se mettait à courir dans la cour, d'autres
fois il se roulait à terre, proférait des cris et se
mettait à chanter après diverses extravagances.
Dans ce cas, la rectitude des idées ressortait d'une
manière évidente car il chantait avec méthode des
chants connus et de *bonne musique*, formulant
bien la note. Souvent, en ma présence, il faisait

des gambades chorégraphiques, puis, se précipitant tout-à-coup sur la porte, donnait des coups de tête à se fendre le crâne. Tous les caractères de folie qu'on observait chez Audibert ne s'appliquaient ni au délire général, ni à la démence, ni à l'idiotie, ni à la monomanie ; c'était un mélange de signes que l'on observe séparément dans l'un ou l'autre cas de folie, qui produisait une discordance dans la situation et qui faisait ressortir la simulation et toute l'adresse d'Audibert, mais non un état de pathologie mentale. Je ne pouvais voir, chez ce transporté de la Maison centrale qu'un individu qui avait cherché à se soustraire à la vie pénible du pénitencier, espérant trouver une existence moins dure dans un asile d'aliénés. Mes rapports à l'autorité de cette époque établissaient mon opinion et l'impossibilité où j'étais, après la plus minutieuse observation, de découvrir chez Audibert un dérangement des facultés intellectuelles. Il fut cependant envoyé à la Cellette où, après un séjour de moins d'une année, il fut transféré dans la Maison centrale de Riom, sur la demande du médecin qui le considérait comme guéri, ayant toujours tenu une conduite régulière dans l'Etablissement.

Audibert fut ramené à l'asile Ste-Marie, de Clermont, le 20 août 1867, et le certificat du médecin de la Maison centrale de Riom constatait qu'il avait des moments de surexcitation qui rendaient son maintien impossible au milieu des au-

tres détenus. J'ai observé attentivement Audibert depuis qu'il est dans la maison, il s'est montré toujours obéissant, recevant des ordres avec
docilité et faisant tous les travaux qu'on lui com-
mandait, ne mesurant jamais la dépense de force
qu'il aurait à faire, mais en le voyant souvent, en
soumettant à une rigoureuse appréciation son
thermomètre intellectuel, on retrouve chez lui
une nature difficile, emportée, dominée par des
sentiments de haine contre le Gouvernement et
surtout contre l'Empereur, proférant les propos
les plus injurieux contre Sa Majesté, déclarant que
si jamais il peut se rendre à Paris il se montrera
plus adroit que le Polonais *(paroles exactes, souvent répétées)*. C'est dans ces moments que sa
figure s'anime, que ses traits deviennent expressifs
et qu'il arrive à un état de surexcitation. Mais,
quelque erronées que soient les intentions d'Audibert, je ne puis voir dans ces propos que l'expression d'un homme dangereux, animé de mau-
vais desseins, comprenant parfaitement ses actes,
les raisonnant, étant maître de sa volonté et non
un malade dont le cerveau est ébranlé qui ma-
nifeste des idées délirantes et qui obéit à une volonté occulte neutralisant la volonté normale et
détruisant le libre arbitre.

Je conclus qu'Audibert n'est pas aliéné, que
s'il a montré des moments de surexcitation dans
la Maison centrale, cet état passager était le résul-
tat de ses réflexions, de ses souvenirs et peut-être

de ses intentions et non le produit d'un état pathologique qui trouble sa sanité d'esprit; qu'il ne peut rester plus longtemps dans l'Etablissement sans qu'on ait à craindre de le voir s'évader et qu'il doit être réintégré sans retard dans la Maison centrale.

Clermont, le 5 novembre 1867.

Le médecin en chef,

HOSPITAL.

P. S. Aujourd'hui, 6 novembre, au moment de ma visite du matin, Audibert était à nettoyer dans une chambre en compagnie d'un frère. Après une question à laquelle il a répondu avec calme, il s'est précipité sur moi en me disant : Tu vas crier : à bas l'Empereur, sans quoi je ne lâche pas. J'ai lutté contre cette injonction et, aidé du frère qui a cherché à le renverser en arrière, j'ai pu décrocher ses deux mains et m'éloigner de lui. Malgré ce mouvement spontané qui me paraît rentrer dans ses plans de conduite, je conclus qu'Audibert n'est pas aliéné (1).

6 novembre 1867.　　　　**HOSPITAL.**

(1) Audibert s'est évadé de l'Etablissement le même jour, à une heure du soir ; il n'a jamais été retrouvé.

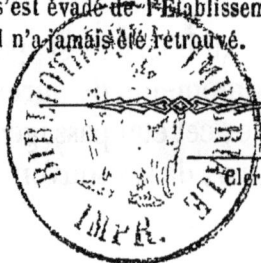

Clermont, typ. Ferd. Thibaud.

www.ingramcontent.com/pod-product-compliance
Lightning Source LLC
Chambersburg PA
CBHW060511200326
41520CB00017B/4991